In Case of Emergency, Please Contact:

Essential Information (Hospital, GP etc.):

Week Starting: _____   Feeling: ☺ ☺ ☺ ☺ ☺

Weight: _____

		Before	After	Notes
Mon __/__/__	Breakfast			
	Lunch			
	Dinner			
	Bedtime			
Tue __/__/__	Breakfast			
	Lunch			
	Dinner			
	Bedtime			
Wed __/__/__	Breakfast			
	Lunch			
	Dinner			
	Bedtime			
Thu __/__/__	Breakfast			
	Lunch			
	Dinner			
	Bedtime			
Fri __/__/__	Breakfast			
	Lunch			
	Dinner			
	Bedtime			
Sat __/__/__	Breakfast			
	Lunch			
	Dinner			
	Bedtime			
Sun __/__/__	Breakfast			
	Lunch			
	Dinner			
	Bedtime			

Week Starting: _____   Feeling: ☺ ☺ ☺ ☺ ☺

Weight: _____

		Before	After	Notes
Mon __/__/__	Breakfast			
	Lunch			
	Dinner			
	Bedtime			
Tue __/__/__	Breakfast			
	Lunch			
	Dinner			
	Bedtime			
Wed __/__/__	Breakfast			
	Lunch			
	Dinner			
	Bedtime			
Thu __/__/__	Breakfast			
	Lunch			
	Dinner			
	Bedtime			
Fri __/__/__	Breakfast			
	Lunch			
	Dinner			
	Bedtime			
Sat __/__/__	Breakfast			
	Lunch			
	Dinner			
	Bedtime			
Sun __/__/__	Breakfast			
	Lunch			
	Dinner			
	Bedtime			

Week Starting: _____   Feeling: ☺ ☺ ☺ ☺ ☺

Weight: _____

		Before	After	Notes
Mon __/__/__	Breakfast Lunch Dinner Bedtime			
Tue __/__/__	Breakfast Lunch Dinner Bedtime			
Wed __/__/__	Breakfast Lunch Dinner Bedtime			
Thu __/__/__	Breakfast Lunch Dinner Bedtime			
Fri __/__/__	Breakfast Lunch Dinner Bedtime			
Sat __/__/__	Breakfast Lunch Dinner Bedtime			
Sun __/__/__	Breakfast Lunch Dinner Bedtime			

Week Starting: _____   Feeling: ☺ ☺ ☺ ☺ ☺

Weight: _____

		Before	After	Notes
Mon __/__/__	Breakfast			
	Lunch			
	Dinner			
	Bedtime			
Tue __/__/__	Breakfast			
	Lunch			
	Dinner			
	Bedtime			
Wed __/__/__	Breakfast			
	Lunch			
	Dinner			
	Bedtime			
Thu __/__/__	Breakfast			
	Lunch			
	Dinner			
	Bedtime			
Fri __/__/__	Breakfast			
	Lunch			
	Dinner			
	Bedtime			
Sat __/__/__	Breakfast			
	Lunch			
	Dinner			
	Bedtime			
Sun __/__/__	Breakfast			
	Lunch			
	Dinner			
	Bedtime			

Week Starting: _____   Feeling: ☺ ☺ ☺ ☺ ☺

Weight: _____

		Before	After	Notes
Mon __/__/__	Breakfast			
	Lunch			
	Dinner			
	Bedtime			
Tue __/__/__	Breakfast			
	Lunch			
	Dinner			
	Bedtime			
Wed __/__/__	Breakfast			
	Lunch			
	Dinner			
	Bedtime			
Thu __/__/__	Breakfast			
	Lunch			
	Dinner			
	Bedtime			
Fri __/__/__	Breakfast			
	Lunch			
	Dinner			
	Bedtime			
Sat __/__/__	Breakfast			
	Lunch			
	Dinner			
	Bedtime			
Sun __/__/__	Breakfast			
	Lunch			
	Dinner			
	Bedtime			

Week Starting: _____ Feeling: ☺ ☺ ☺ ☺ ☺

Weight: _____

		Before	After	Notes
Mon __/__/__	Breakfast			
	Lunch			
	Dinner			
	Bedtime			
Tue __/__/__	Breakfast			
	Lunch			
	Dinner			
	Bedtime			
Wed __/__/__	Breakfast			
	Lunch			
	Dinner			
	Bedtime			
Thu __/__/__	Breakfast			
	Lunch			
	Dinner			
	Bedtime			
Fri __/__/__	Breakfast			
	Lunch			
	Dinner			
	Bedtime			
Sat __/__/__	Breakfast			
	Lunch			
	Dinner			
	Bedtime			
Sun __/__/__	Breakfast			
	Lunch			
	Dinner			
	Bedtime			

Week Starting: _____   Feeling: ☺ ☺ ☺ ☺ ☺

Weight: _____

		Before	After	Notes
Mon __/__/__	Breakfast Lunch Dinner Bedtime			
Tue __/__/__	Breakfast Lunch Dinner Bedtime			
Wed __/__/__	Breakfast Lunch Dinner Bedtime			
Thu __/__/__	Breakfast Lunch Dinner Bedtime			
Fri __/__/__	Breakfast Lunch Dinner Bedtime			
Sat __/__/__	Breakfast Lunch Dinner Bedtime			
Sun __/__/__	Breakfast Lunch Dinner Bedtime			

Week Starting: _____   Feeling: ☺ ☺ ☺ ☺ ☺

Weight: _____

		Before	After	Notes
Mon __/__/__	Breakfast			
	Lunch			
	Dinner			
	Bedtime			
Tue __/__/__	Breakfast			
	Lunch			
	Dinner			
	Bedtime			
Wed __/__/__	Breakfast			
	Lunch			
	Dinner			
	Bedtime			
Thu __/__/__	Breakfast			
	Lunch			
	Dinner			
	Bedtime			
Fri __/__/__	Breakfast			
	Lunch			
	Dinner			
	Bedtime			
Sat __/__/__	Breakfast			
	Lunch			
	Dinner			
	Bedtime			
Sun __/__/__	Breakfast			
	Lunch			
	Dinner			
	Bedtime			

Week Starting: _____   Feeling: ☺ ☺ ☺ ☺ ☺

Weight: _____

		Before	After	Notes
Mon __/__/__	Breakfast			
	Lunch			
	Dinner			
	Bedtime			
Tue __/__/__	Breakfast			
	Lunch			
	Dinner			
	Bedtime			
Wed __/__/__	Breakfast			
	Lunch			
	Dinner			
	Bedtime			
Thu __/__/__	Breakfast			
	Lunch			
	Dinner			
	Bedtime			
Fri __/__/__	Breakfast			
	Lunch			
	Dinner			
	Bedtime			
Sat __/__/__	Breakfast			
	Lunch			
	Dinner			
	Bedtime			
Sun __/__/__	Breakfast			
	Lunch			
	Dinner			
	Bedtime			

Week Starting: _____   Feeling: ☺ ☺ ☺ ☺ ☺

Weight: _____

		Before	After	Notes
Mon __/__/__	Breakfast Lunch Dinner Bedtime			
Tue __/__/__	Breakfast Lunch Dinner Bedtime			
Wed __/__/__	Breakfast Lunch Dinner Bedtime			
Thu __/__/__	Breakfast Lunch Dinner Bedtime			
Fri __/__/__	Breakfast Lunch Dinner Bedtime			
Sat __/__/__	Breakfast Lunch Dinner Bedtime			
Sun __/__/__	Breakfast Lunch Dinner Bedtime			

Week Starting: _____   Feeling: ☺ ☺ ☺ ☺ ☺

Weight: _____

		Before	After	Notes
Mon __/__/__	Breakfast			
	Lunch			
	Dinner			
	Bedtime			
Tue __/__/__	Breakfast			
	Lunch			
	Dinner			
	Bedtime			
Wed __/__/__	Breakfast			
	Lunch			
	Dinner			
	Bedtime			
Thu __/__/__	Breakfast			
	Lunch			
	Dinner			
	Bedtime			
Fri __/__/__	Breakfast			
	Lunch			
	Dinner			
	Bedtime			
Sat __/__/__	Breakfast			
	Lunch			
	Dinner			
	Bedtime			
Sun __/__/__	Breakfast			
	Lunch			
	Dinner			
	Bedtime			

Week Starting: _____   Feeling: ☺ ☺ ☺ ☺ ☺

Weight: _____

		Before	After	Notes
Mon __/__/__	Breakfast			
	Lunch			
	Dinner			
	Bedtime			
Tue __/__/__	Breakfast			
	Lunch			
	Dinner			
	Bedtime			
Wed __/__/__	Breakfast			
	Lunch			
	Dinner			
	Bedtime			
Thu __/__/__	Breakfast			
	Lunch			
	Dinner			
	Bedtime			
Fri __/__/__	Breakfast			
	Lunch			
	Dinner			
	Bedtime			
Sat __/__/__	Breakfast			
	Lunch			
	Dinner			
	Bedtime			
Sun __/__/__	Breakfast			
	Lunch			
	Dinner			
	Bedtime			

Week Starting: _____   Feeling: ☺ ☺ ☺ ☺ ☺

Weight: _____

		Before	After	Notes
Mon __/__/__	Breakfast			
	Lunch			
	Dinner			
	Bedtime			
Tue __/__/__	Breakfast			
	Lunch			
	Dinner			
	Bedtime			
Wed __/__/__	Breakfast			
	Lunch			
	Dinner			
	Bedtime			
Thu __/__/__	Breakfast			
	Lunch			
	Dinner			
	Bedtime			
Fri __/__/__	Breakfast			
	Lunch			
	Dinner			
	Bedtime			
Sat __/__/__	Breakfast			
	Lunch			
	Dinner			
	Bedtime			
Sun __/__/__	Breakfast			
	Lunch			
	Dinner			
	Bedtime			

Week Starting: _____ Feeling: ☺ ☺ ☺ ☺ ☺

Weight: _____

		Before	After	Notes
Mon __/__/__	Breakfast			
	Lunch			
	Dinner			
	Bedtime			
Tue __/__/__	Breakfast			
	Lunch			
	Dinner			
	Bedtime			
Wed __/__/__	Breakfast			
	Lunch			
	Dinner			
	Bedtime			
Thu __/__/__	Breakfast			
	Lunch			
	Dinner			
	Bedtime			
Fri __/__/__	Breakfast			
	Lunch			
	Dinner			
	Bedtime			
Sat __/__/__	Breakfast			
	Lunch			
	Dinner			
	Bedtime			
Sun __/__/__	Breakfast			
	Lunch			
	Dinner			
	Bedtime			

Week Starting: _____   Feeling: ☺ ☺ ☺ ☺ ☺

Weight: _____

		Before	After	Notes
Mon __/__/__	Breakfast			
	Lunch			
	Dinner			
	Bedtime			
Tue __/__/__	Breakfast			
	Lunch			
	Dinner			
	Bedtime			
Wed __/__/__	Breakfast			
	Lunch			
	Dinner			
	Bedtime			
Thu __/__/__	Breakfast			
	Lunch			
	Dinner			
	Bedtime			
Fri __/__/__	Breakfast			
	Lunch			
	Dinner			
	Bedtime			
Sat __/__/__	Breakfast			
	Lunch			
	Dinner			
	Bedtime			
Sun __/__/__	Breakfast			
	Lunch			
	Dinner			
	Bedtime			

Week Starting: _____   Feeling: ☺ ☺ ☺ ☺ ☺

Weight: _____

		Before	After	Notes
Mon __/__/__	Breakfast			
	Lunch			
	Dinner			
	Bedtime			
Tue __/__/__	Breakfast			
	Lunch			
	Dinner			
	Bedtime			
Wed __/__/__	Breakfast			
	Lunch			
	Dinner			
	Bedtime			
Thu __/__/__	Breakfast			
	Lunch			
	Dinner			
	Bedtime			
Fri __/__/__	Breakfast			
	Lunch			
	Dinner			
	Bedtime			
Sat __/__/__	Breakfast			
	Lunch			
	Dinner			
	Bedtime			
Sun __/__/__	Breakfast			
	Lunch			
	Dinner			
	Bedtime			

Week Starting: _____   Feeling: ☺ ☺ ☺ ☺ ☺

Weight: _____

		Before	After	Notes
Mon __/__/__	Breakfast			
	Lunch			
	Dinner			
	Bedtime			
Tue __/__/__	Breakfast			
	Lunch			
	Dinner			
	Bedtime			
Wed __/__/__	Breakfast			
	Lunch			
	Dinner			
	Bedtime			
Thu __/__/__	Breakfast			
	Lunch			
	Dinner			
	Bedtime			
Fri __/__/__	Breakfast			
	Lunch			
	Dinner			
	Bedtime			
Sat __/__/__	Breakfast			
	Lunch			
	Dinner			
	Bedtime			
Sun __/__/__	Breakfast			
	Lunch			
	Dinner			
	Bedtime			

Week Starting: _____   Feeling: ☺ ☺ ☺ ☺ ☺

Weight: _____

		Before	After	Notes
Mon __/__/__	Breakfast			
	Lunch			
	Dinner			
	Bedtime			
Tue __/__/__	Breakfast			
	Lunch			
	Dinner			
	Bedtime			
Wed __/__/__	Breakfast			
	Lunch			
	Dinner			
	Bedtime			
Thu __/__/__	Breakfast			
	Lunch			
	Dinner			
	Bedtime			
Fri __/__/__	Breakfast			
	Lunch			
	Dinner			
	Bedtime			
Sat __/__/__	Breakfast			
	Lunch			
	Dinner			
	Bedtime			
Sun __/__/__	Breakfast			
	Lunch			
	Dinner			
	Bedtime			

Week Starting: _____   Feeling: ☺ ☺ ☺ ☺ ☺

Weight: _____

		Before	After	Notes
Mon __/__/__	Breakfast Lunch Dinner Bedtime			
Tue __/__/__	Breakfast Lunch Dinner Bedtime			
Wed __/__/__	Breakfast Lunch Dinner Bedtime			
Thu __/__/__	Breakfast Lunch Dinner Bedtime			
Fri __/__/__	Breakfast Lunch Dinner Bedtime			
Sat __/__/__	Breakfast Lunch Dinner Bedtime			
Sun __/__/__	Breakfast Lunch Dinner Bedtime			

Week Starting: _____   Feeling: ☺ ☺ ☺ ☺ ☺

Weight: _____

		Before	After	Notes
Mon __/__/__	Breakfast			
	Lunch			
	Dinner			
	Bedtime			
Tue __/__/__	Breakfast			
	Lunch			
	Dinner			
	Bedtime			
Wed __/__/__	Breakfast			
	Lunch			
	Dinner			
	Bedtime			
Thu __/__/__	Breakfast			
	Lunch			
	Dinner			
	Bedtime			
Fri __/__/__	Breakfast			
	Lunch			
	Dinner			
	Bedtime			
Sat __/__/__	Breakfast			
	Lunch			
	Dinner			
	Bedtime			
Sun __/__/__	Breakfast			
	Lunch			
	Dinner			
	Bedtime			

Week Starting: _____   Feeling: ☺ ☺ ☺ ☺ ☺

Weight: _____

		Before	After	Notes
Mon __/__/__	Breakfast			
	Lunch			
	Dinner			
	Bedtime			
Tue __/__/__	Breakfast			
	Lunch			
	Dinner			
	Bedtime			
Wed __/__/__	Breakfast			
	Lunch			
	Dinner			
	Bedtime			
Thu __/__/__	Breakfast			
	Lunch			
	Dinner			
	Bedtime			
Fri __/__/__	Breakfast			
	Lunch			
	Dinner			
	Bedtime			
Sat __/__/__	Breakfast			
	Lunch			
	Dinner			
	Bedtime			
Sun __/__/__	Breakfast			
	Lunch			
	Dinner			
	Bedtime			

Week Starting: _____   Feeling: ☺ ☺ ☺ ☺ ☺

Weight: _____

		Before	After	Notes
Mon __/__/__	Breakfast			
	Lunch			
	Dinner			
	Bedtime			
Tue __/__/__	Breakfast			
	Lunch			
	Dinner			
	Bedtime			
Wed __/__/__	Breakfast			
	Lunch			
	Dinner			
	Bedtime			
Thu __/__/__	Breakfast			
	Lunch			
	Dinner			
	Bedtime			
Fri __/__/__	Breakfast			
	Lunch			
	Dinner			
	Bedtime			
Sat __/__/__	Breakfast			
	Lunch			
	Dinner			
	Bedtime			
Sun __/__/__	Breakfast			
	Lunch			
	Dinner			
	Bedtime			

Week Starting: _____   Feeling: ☺ ☺ ☺ ☺ ☺

Weight: _____

		Before	After	Notes
Mon __/__/__	Breakfast			
	Lunch			
	Dinner			
	Bedtime			
Tue __/__/__	Breakfast			
	Lunch			
	Dinner			
	Bedtime			
Wed __/__/__	Breakfast			
	Lunch			
	Dinner			
	Bedtime			
Thu __/__/__	Breakfast			
	Lunch			
	Dinner			
	Bedtime			
Fri __/__/__	Breakfast			
	Lunch			
	Dinner			
	Bedtime			
Sat __/__/__	Breakfast			
	Lunch			
	Dinner			
	Bedtime			
Sun __/__/__	Breakfast			
	Lunch			
	Dinner			
	Bedtime			

Week Starting: _____   Feeling: ☺ ☺ ☺ ☺ ☺

Weight: _____

		Before	After	Notes
Mon __/__/__	Breakfast			
	Lunch			
	Dinner			
	Bedtime			
Tue __/__/__	Breakfast			
	Lunch			
	Dinner			
	Bedtime			
Wed __/__/__	Breakfast			
	Lunch			
	Dinner			
	Bedtime			
Thu __/__/__	Breakfast			
	Lunch			
	Dinner			
	Bedtime			
Fri __/__/__	Breakfast			
	Lunch			
	Dinner			
	Bedtime			
Sat __/__/__	Breakfast			
	Lunch			
	Dinner			
	Bedtime			
Sun __/__/__	Breakfast			
	Lunch			
	Dinner			
	Bedtime			

Week Starting: _____   Feeling: ☺ ☺ ☺ ☺ ☺

Weight: _____

		Before	After	Notes
Mon __/__/__	Breakfast			
	Lunch			
	Dinner			
	Bedtime			
Tue __/__/__	Breakfast			
	Lunch			
	Dinner			
	Bedtime			
Wed __/__/__	Breakfast			
	Lunch			
	Dinner			
	Bedtime			
Thu __/__/__	Breakfast			
	Lunch			
	Dinner			
	Bedtime			
Fri __/__/__	Breakfast			
	Lunch			
	Dinner			
	Bedtime			
Sat __/__/__	Breakfast			
	Lunch			
	Dinner			
	Bedtime			
Sun __/__/__	Breakfast			
	Lunch			
	Dinner			
	Bedtime			

Week Starting: _____   Feeling: ☺ ☺ ☺ ☺ ☺

Weight: _____

		Before	After	Notes
Mon __/__/__	Breakfast			
	Lunch			
	Dinner			
	Bedtime			
Tue __/__/__	Breakfast			
	Lunch			
	Dinner			
	Bedtime			
Wed __/__/__	Breakfast			
	Lunch			
	Dinner			
	Bedtime			
Thu __/__/__	Breakfast			
	Lunch			
	Dinner			
	Bedtime			
Fri __/__/__	Breakfast			
	Lunch			
	Dinner			
	Bedtime			
Sat __/__/__	Breakfast			
	Lunch			
	Dinner			
	Bedtime			
Sun __/__/__	Breakfast			
	Lunch			
	Dinner			
	Bedtime			

Week Starting: _____   Feeling: ☺ ☺ ☺ ☺ ☺

Weight: _____

		Before	After	Notes
Mon __/__/__	Breakfast			
	Lunch			
	Dinner			
	Bedtime			
Tue __/__/__	Breakfast			
	Lunch			
	Dinner			
	Bedtime			
Wed __/__/__	Breakfast			
	Lunch			
	Dinner			
	Bedtime			
Thu __/__/__	Breakfast			
	Lunch			
	Dinner			
	Bedtime			
Fri __/__/__	Breakfast			
	Lunch			
	Dinner			
	Bedtime			
Sat __/__/__	Breakfast			
	Lunch			
	Dinner			
	Bedtime			
Sun __/__/__	Breakfast			
	Lunch			
	Dinner			
	Bedtime			

Week Starting: _____   Feeling: ☺ ☺ ☺ ☺ ☺

Weight: _____

		Before	After	Notes
Mon __/__/__	Breakfast Lunch Dinner Bedtime			
Tue __/__/__	Breakfast Lunch Dinner Bedtime			
Wed __/__/__	Breakfast Lunch Dinner Bedtime			
Thu __/__/__	Breakfast Lunch Dinner Bedtime			
Fri __/__/__	Breakfast Lunch Dinner Bedtime			
Sat __/__/__	Breakfast Lunch Dinner Bedtime			
Sun __/__/__	Breakfast Lunch Dinner Bedtime			

Week Starting: _____   Feeling: ☺ ☺ ☺ ☺ ☺

Weight: _____

		Before	After	Notes
Mon __/__/__	Breakfast			
	Lunch			
	Dinner			
	Bedtime			
Tue __/__/__	Breakfast			
	Lunch			
	Dinner			
	Bedtime			
Wed __/__/__	Breakfast			
	Lunch			
	Dinner			
	Bedtime			
Thu __/__/__	Breakfast			
	Lunch			
	Dinner			
	Bedtime			
Fri __/__/__	Breakfast			
	Lunch			
	Dinner			
	Bedtime			
Sat __/__/__	Breakfast			
	Lunch			
	Dinner			
	Bedtime			
Sun __/__/__	Breakfast			
	Lunch			
	Dinner			
	Bedtime			

Week Starting: _____   Feeling: ☺ ☺ ☺ ☺ ☺

Weight: _____

		Before	After	Notes
Mon __/__/__	Breakfast			
	Lunch			
	Dinner			
	Bedtime			
Tue __/__/__	Breakfast			
	Lunch			
	Dinner			
	Bedtime			
Wed __/__/__	Breakfast			
	Lunch			
	Dinner			
	Bedtime			
Thu __/__/__	Breakfast			
	Lunch			
	Dinner			
	Bedtime			
Fri __/__/__	Breakfast			
	Lunch			
	Dinner			
	Bedtime			
Sat __/__/__	Breakfast			
	Lunch			
	Dinner			
	Bedtime			
Sun __/__/__	Breakfast			
	Lunch			
	Dinner			
	Bedtime			

Week Starting: _____   Feeling: ☺ ☺ ☺ ☺ ☺

Weight: _____

		Before	After	Notes
Mon __/__/__	Breakfast			
	Lunch			
	Dinner			
	Bedtime			
Tue __/__/__	Breakfast			
	Lunch			
	Dinner			
	Bedtime			
Wed __/__/__	Breakfast			
	Lunch			
	Dinner			
	Bedtime			
Thu __/__/__	Breakfast			
	Lunch			
	Dinner			
	Bedtime			
Fri __/__/__	Breakfast			
	Lunch			
	Dinner			
	Bedtime			
Sat __/__/__	Breakfast			
	Lunch			
	Dinner			
	Bedtime			
Sun __/__/__	Breakfast			
	Lunch			
	Dinner			
	Bedtime			

Week Starting: _____   Feeling: ☺ ☺ ☺ ☺ ☺

Weight: _____

		Before	After	Notes
Mon __/__/__	Breakfast Lunch Dinner Bedtime			
Tue __/__/__	Breakfast Lunch Dinner Bedtime			
Wed __/__/__	Breakfast Lunch Dinner Bedtime			
Thu __/__/__	Breakfast Lunch Dinner Bedtime			
Fri __/__/__	Breakfast Lunch Dinner Bedtime			
Sat __/__/__	Breakfast Lunch Dinner Bedtime			
Sun __/__/__	Breakfast Lunch Dinner Bedtime			

Week Starting: _____   Feeling: ☺ ☺ ☺ ☺ ☺

Weight: _____

		Before	After	Notes
Mon __/__/__	Breakfast			
	Lunch			
	Dinner			
	Bedtime			
Tue __/__/__	Breakfast			
	Lunch			
	Dinner			
	Bedtime			
Wed __/__/__	Breakfast			
	Lunch			
	Dinner			
	Bedtime			
Thu __/__/__	Breakfast			
	Lunch			
	Dinner			
	Bedtime			
Fri __/__/__	Breakfast			
	Lunch			
	Dinner			
	Bedtime			
Sat __/__/__	Breakfast			
	Lunch			
	Dinner			
	Bedtime			
Sun __/__/__	Breakfast			
	Lunch			
	Dinner			
	Bedtime			

Week Starting: _____   Feeling: ☺ ☺ ☺ ☺ ☺

Weight: _____

		Before	After	Notes
Mon __/__/__	Breakfast			
	Lunch			
	Dinner			
	Bedtime			
Tue __/__/__	Breakfast			
	Lunch			
	Dinner			
	Bedtime			
Wed __/__/__	Breakfast			
	Lunch			
	Dinner			
	Bedtime			
Thu __/__/__	Breakfast			
	Lunch			
	Dinner			
	Bedtime			
Fri __/__/__	Breakfast			
	Lunch			
	Dinner			
	Bedtime			
Sat __/__/__	Breakfast			
	Lunch			
	Dinner			
	Bedtime			
Sun __/__/__	Breakfast			
	Lunch			
	Dinner			
	Bedtime			

Week Starting: _____   Feeling: ☺ ☺ ☺ ☺ ☺

Weight: _____

		Before	After	Notes
Mon __/__/__	Breakfast			
	Lunch			
	Dinner			
	Bedtime			
Tue __/__/__	Breakfast			
	Lunch			
	Dinner			
	Bedtime			
Wed __/__/__	Breakfast			
	Lunch			
	Dinner			
	Bedtime			
Thu __/__/__	Breakfast			
	Lunch			
	Dinner			
	Bedtime			
Fri __/__/__	Breakfast			
	Lunch			
	Dinner			
	Bedtime			
Sat __/__/__	Breakfast			
	Lunch			
	Dinner			
	Bedtime			
Sun __/__/__	Breakfast			
	Lunch			
	Dinner			
	Bedtime			

Week Starting: _____   Feeling: ☺ ☺ ☺ ☺ ☺

Weight: _____

		Before	After	Notes
Mon __/__/__	Breakfast Lunch Dinner Bedtime			
Tue __/__/__	Breakfast Lunch Dinner Bedtime			
Wed __/__/__	Breakfast Lunch Dinner Bedtime			
Thu __/__/__	Breakfast Lunch Dinner Bedtime			
Fri __/__/__	Breakfast Lunch Dinner Bedtime			
Sat __/__/__	Breakfast Lunch Dinner Bedtime			
Sun __/__/__	Breakfast Lunch Dinner Bedtime			

Week Starting: _____   Feeling: ☺ ☺ ☺ ☺ ☺

Weight: _____

		Before	After	Notes
Mon __/__/__	Breakfast			
	Lunch			
	Dinner			
	Bedtime			
Tue __/__/__	Breakfast			
	Lunch			
	Dinner			
	Bedtime			
Wed __/__/__	Breakfast			
	Lunch			
	Dinner			
	Bedtime			
Thu __/__/__	Breakfast			
	Lunch			
	Dinner			
	Bedtime			
Fri __/__/__	Breakfast			
	Lunch			
	Dinner			
	Bedtime			
Sat __/__/__	Breakfast			
	Lunch			
	Dinner			
	Bedtime			
Sun __/__/__	Breakfast			
	Lunch			
	Dinner			
	Bedtime			

Week Starting: _____   Feeling: ☺ ☺ ☺ ☺ ☺

Weight: _____

		Before	After	Notes
Mon __/__/__	Breakfast Lunch Dinner Bedtime			
Tue __/__/__	Breakfast Lunch Dinner Bedtime			
Wed __/__/__	Breakfast Lunch Dinner Bedtime			
Thu __/__/__	Breakfast Lunch Dinner Bedtime			
Fri __/__/__	Breakfast Lunch Dinner Bedtime			
Sat __/__/__	Breakfast Lunch Dinner Bedtime			
Sun __/__/__	Breakfast Lunch Dinner Bedtime			

Week Starting: _____   Feeling: ☺ ☺ ☺ ☺ ☺

Weight: _____

		Before	After	Notes
Mon __/__/__	Breakfast Lunch Dinner Bedtime			
Tue __/__/__	Breakfast Lunch Dinner Bedtime			
Wed __/__/__	Breakfast Lunch Dinner Bedtime			
Thu __/__/__	Breakfast Lunch Dinner Bedtime			
Fri __/__/__	Breakfast Lunch Dinner Bedtime			
Sat __/__/__	Breakfast Lunch Dinner Bedtime			
Sun __/__/__	Breakfast Lunch Dinner Bedtime			

Week Starting: _____   Feeling: ☺ ☺ ☺ ☺ ☺

Weight: _____

		Before	After	Notes
Mon __/__/__	Breakfast Lunch Dinner Bedtime			
Tue __/__/__	Breakfast Lunch Dinner Bedtime			
Wed __/__/__	Breakfast Lunch Dinner Bedtime			
Thu __/__/__	Breakfast Lunch Dinner Bedtime			
Fri __/__/__	Breakfast Lunch Dinner Bedtime			
Sat __/__/__	Breakfast Lunch Dinner Bedtime			
Sun __/__/__	Breakfast Lunch Dinner Bedtime			

Week Starting: _____   Feeling: ☺ ☺ ☺ ☺ ☺

Weight: _____

		Before	After	Notes
Mon __/__/__	Breakfast Lunch Dinner Bedtime			
Tue __/__/__	Breakfast Lunch Dinner Bedtime			
Wed __/__/__	Breakfast Lunch Dinner Bedtime			
Thu __/__/__	Breakfast Lunch Dinner Bedtime			
Fri __/__/__	Breakfast Lunch Dinner Bedtime			
Sat __/__/__	Breakfast Lunch Dinner Bedtime			
Sun __/__/__	Breakfast Lunch Dinner Bedtime			

Week Starting: _____   Feeling: ☺ ☺ ☺ ☺ ☺

Weight: _____

		Before	After	Notes
Mon __/__/__	Breakfast Lunch Dinner Bedtime			
Tue __/__/__	Breakfast Lunch Dinner Bedtime			
Wed __/__/__	Breakfast Lunch Dinner Bedtime			
Thu __/__/__	Breakfast Lunch Dinner Bedtime			
Fri __/__/__	Breakfast Lunch Dinner Bedtime			
Sat __/__/__	Breakfast Lunch Dinner Bedtime			
Sun __/__/__	Breakfast Lunch Dinner Bedtime			

Week Starting: _____   Feeling: ☺ ☺ ☺ ☺ ☺

Weight: _____

		Before	After	Notes
Mon __/__/__	Breakfast			
	Lunch			
	Dinner			
	Bedtime			
Tue __/__/__	Breakfast			
	Lunch			
	Dinner			
	Bedtime			
Wed __/__/__	Breakfast			
	Lunch			
	Dinner			
	Bedtime			
Thu __/__/__	Breakfast			
	Lunch			
	Dinner			
	Bedtime			
Fri __/__/__	Breakfast			
	Lunch			
	Dinner			
	Bedtime			
Sat __/__/__	Breakfast			
	Lunch			
	Dinner			
	Bedtime			
Sun __/__/__	Breakfast			
	Lunch			
	Dinner			
	Bedtime			

Week Starting: _____   Feeling: ☺ ☺ ☺ ☺ ☺

Weight: _____

		Before	After	Notes
Mon __/__/__	Breakfast			
	Lunch			
	Dinner			
	Bedtime			
Tue __/__/__	Breakfast			
	Lunch			
	Dinner			
	Bedtime			
Wed __/__/__	Breakfast			
	Lunch			
	Dinner			
	Bedtime			
Thu __/__/__	Breakfast			
	Lunch			
	Dinner			
	Bedtime			
Fri __/__/__	Breakfast			
	Lunch			
	Dinner			
	Bedtime			
Sat __/__/__	Breakfast			
	Lunch			
	Dinner			
	Bedtime			
Sun __/__/__	Breakfast			
	Lunch			
	Dinner			
	Bedtime			

Week Starting: _____   Feeling: ☺ ☺ ☺ ☺ ☺

Weight: _____

		Before	After	Notes
Mon __/__/__	Breakfast Lunch Dinner Bedtime			
Tue __/__/__	Breakfast Lunch Dinner Bedtime			
Wed __/__/__	Breakfast Lunch Dinner Bedtime			
Thu __/__/__	Breakfast Lunch Dinner Bedtime			
Fri __/__/__	Breakfast Lunch Dinner Bedtime			
Sat __/__/__	Breakfast Lunch Dinner Bedtime			
Sun __/__/__	Breakfast Lunch Dinner Bedtime			

Week Starting: _____   Feeling: ☺ ☺ ☺ ☺ ☺

Weight: _____

		Before	After	Notes
Mon __/__/__	Breakfast Lunch Dinner Bedtime			
Tue __/__/__	Breakfast Lunch Dinner Bedtime			
Wed __/__/__	Breakfast Lunch Dinner Bedtime			
Thu __/__/__	Breakfast Lunch Dinner Bedtime			
Fri __/__/__	Breakfast Lunch Dinner Bedtime			
Sat __/__/__	Breakfast Lunch Dinner Bedtime			
Sun __/__/__	Breakfast Lunch Dinner Bedtime			

Week Starting: _____ Feeling: ☺ ☺ ☺ ☺ ☺

Weight: _____

		Before	After	Notes
Mon __/__/__	Breakfast			
	Lunch			
	Dinner			
	Bedtime			
Tue __/__/__	Breakfast			
	Lunch			
	Dinner			
	Bedtime			
Wed __/__/__	Breakfast			
	Lunch			
	Dinner			
	Bedtime			
Thu __/__/__	Breakfast			
	Lunch			
	Dinner			
	Bedtime			
Fri __/__/__	Breakfast			
	Lunch			
	Dinner			
	Bedtime			
Sat __/__/__	Breakfast			
	Lunch			
	Dinner			
	Bedtime			
Sun __/__/__	Breakfast			
	Lunch			
	Dinner			
	Bedtime			

Week Starting: _____   Feeling: ☺ ☺ ☺ ☺ ☺

Weight: _____

		Before	After	Notes
Mon __/__/__	Breakfast Lunch Dinner Bedtime			
Tue __/__/__	Breakfast Lunch Dinner Bedtime			
Wed __/__/__	Breakfast Lunch Dinner Bedtime			
Thu __/__/__	Breakfast Lunch Dinner Bedtime			
Fri __/__/__	Breakfast Lunch Dinner Bedtime			
Sat __/__/__	Breakfast Lunch Dinner Bedtime			
Sun __/__/__	Breakfast Lunch Dinner Bedtime			

Week Starting: _____   Feeling: ☺ ☺ ☺ ☺ ☺

Weight: _____

		Before	After	Notes
Mon __/__/__	Breakfast Lunch Dinner Bedtime			
Tue __/__/__	Breakfast Lunch Dinner Bedtime			
Wed __/__/__	Breakfast Lunch Dinner Bedtime			
Thu __/__/__	Breakfast Lunch Dinner Bedtime			
Fri __/__/__	Breakfast Lunch Dinner Bedtime			
Sat __/__/__	Breakfast Lunch Dinner Bedtime			
Sun __/__/__	Breakfast Lunch Dinner Bedtime			

Week Starting: _____   Feeling: ☺ ☺ ☺ ☺ ☺

Weight: _____

		Before	After	Notes
Mon __/__/__	Breakfast			
	Lunch			
	Dinner			
	Bedtime			
Tue __/__/__	Breakfast			
	Lunch			
	Dinner			
	Bedtime			
Wed __/__/__	Breakfast			
	Lunch			
	Dinner			
	Bedtime			
Thu __/__/__	Breakfast			
	Lunch			
	Dinner			
	Bedtime			
Fri __/__/__	Breakfast			
	Lunch			
	Dinner			
	Bedtime			
Sat __/__/__	Breakfast			
	Lunch			
	Dinner			
	Bedtime			
Sun __/__/__	Breakfast			
	Lunch			
	Dinner			
	Bedtime			

Week Starting: _____   Feeling: ☺☺☺☺☺

Weight: _____

		Before	After	Notes
Mon __/__/__	Breakfast			
	Lunch			
	Dinner			
	Bedtime			
Tue __/__/__	Breakfast			
	Lunch			
	Dinner			
	Bedtime			
Wed __/__/__	Breakfast			
	Lunch			
	Dinner			
	Bedtime			
Thu __/__/__	Breakfast			
	Lunch			
	Dinner			
	Bedtime			
Fri __/__/__	Breakfast			
	Lunch			
	Dinner			
	Bedtime			
Sat __/__/__	Breakfast			
	Lunch			
	Dinner			
	Bedtime			
Sun __/__/__	Breakfast			
	Lunch			
	Dinner			
	Bedtime			

Week Starting: _____   Feeling: ☺ ☺ ☺ ☺ ☺

Weight: _____

		Before	After	Notes
Mon ___/___/___	Breakfast			
	Lunch			
	Dinner			
	Bedtime			
Tue ___/___/___	Breakfast			
	Lunch			
	Dinner			
	Bedtime			
Wed ___/___/___	Breakfast			
	Lunch			
	Dinner			
	Bedtime			
Thu ___/___/___	Breakfast			
	Lunch			
	Dinner			
	Bedtime			
Fri ___/___/___	Breakfast			
	Lunch			
	Dinner			
	Bedtime			
Sat ___/___/___	Breakfast			
	Lunch			
	Dinner			
	Bedtime			
Sun ___/___/___	Breakfast			
	Lunch			
	Dinner			
	Bedtime			

Week Starting: _____   Feeling: ☺ ☺ ☺ ☺ ☺

Weight: _____

		Before	After	Notes
Mon __/__/__	Breakfast Lunch Dinner Bedtime			
Tue __/__/__	Breakfast Lunch Dinner Bedtime			
Wed __/__/__	Breakfast Lunch Dinner Bedtime			
Thu __/__/__	Breakfast Lunch Dinner Bedtime			
Fri __/__/__	Breakfast Lunch Dinner Bedtime			
Sat __/__/__	Breakfast Lunch Dinner Bedtime			
Sun __/__/__	Breakfast Lunch Dinner Bedtime			

Week Starting: _____   Feeling: ☺ ☺ ☺ ☺ ☺

Weight: _____

		Before	After	Notes
Mon __/__/__	Breakfast			
	Lunch			
	Dinner			
	Bedtime			
Tue __/__/__	Breakfast			
	Lunch			
	Dinner			
	Bedtime			
Wed __/__/__	Breakfast			
	Lunch			
	Dinner			
	Bedtime			
Thu __/__/__	Breakfast			
	Lunch			
	Dinner			
	Bedtime			
Fri __/__/__	Breakfast			
	Lunch			
	Dinner			
	Bedtime			
Sat __/__/__	Breakfast			
	Lunch			
	Dinner			
	Bedtime			
Sun __/__/__	Breakfast			
	Lunch			
	Dinner			
	Bedtime			

Week Starting: _____   Feeling: ☺☺☺☺☺

Weight: _____

		Before	After	Notes
Mon __/__/__	Breakfast			
	Lunch			
	Dinner			
	Bedtime			
Tue __/__/__	Breakfast			
	Lunch			
	Dinner			
	Bedtime			
Wed __/__/__	Breakfast			
	Lunch			
	Dinner			
	Bedtime			
Thu __/__/__	Breakfast			
	Lunch			
	Dinner			
	Bedtime			
Fri __/__/__	Breakfast			
	Lunch			
	Dinner			
	Bedtime			
Sat __/__/__	Breakfast			
	Lunch			
	Dinner			
	Bedtime			
Sun __/__/__	Breakfast			
	Lunch			
	Dinner			
	Bedtime			

Week Starting: _____   Feeling: ☺ ☺ ☺ ☺ ☺

Weight: _____

		Before	After	Notes
Mon __/__/__	Breakfast			
	Lunch			
	Dinner			
	Bedtime			
Tue __/__/__	Breakfast			
	Lunch			
	Dinner			
	Bedtime			
Wed __/__/__	Breakfast			
	Lunch			
	Dinner			
	Bedtime			
Thu __/__/__	Breakfast			
	Lunch			
	Dinner			
	Bedtime			
Fri __/__/__	Breakfast			
	Lunch			
	Dinner			
	Bedtime			
Sat __/__/__	Breakfast			
	Lunch			
	Dinner			
	Bedtime			
Sun __/__/__	Breakfast			
	Lunch			
	Dinner			
	Bedtime			

Week Starting: _____   Feeling: ☺☺☺☺☺

Weight: _____

		Before	After	Notes
Mon __/__/__	Breakfast Lunch Dinner Bedtime			
Tue __/__/__	Breakfast Lunch Dinner Bedtime			
Wed __/__/__	Breakfast Lunch Dinner Bedtime			
Thu __/__/__	Breakfast Lunch Dinner Bedtime			
Fri __/__/__	Breakfast Lunch Dinner Bedtime			
Sat __/__/__	Breakfast Lunch Dinner Bedtime			
Sun __/__/__	Breakfast Lunch Dinner Bedtime			

Week Starting: _____   Feeling: ☺☺☺☺☺

Weight: _____

		Before	After	Notes
Mon __/__/__	Breakfast Lunch Dinner Bedtime			
Tue __/__/__	Breakfast Lunch Dinner Bedtime			
Wed __/__/__	Breakfast Lunch Dinner Bedtime			
Thu __/__/__	Breakfast Lunch Dinner Bedtime			
Fri __/__/__	Breakfast Lunch Dinner Bedtime			
Sat __/__/__	Breakfast Lunch Dinner Bedtime			
Sun __/__/__	Breakfast Lunch Dinner Bedtime			

Week Starting: _____   Feeling: ☺ ☺ ☺ ☺ ☺

Weight: _____

		Before	After	Notes
Mon __/__/__	Breakfast			
	Lunch			
	Dinner			
	Bedtime			
Tue __/__/__	Breakfast			
	Lunch			
	Dinner			
	Bedtime			
Wed __/__/__	Breakfast			
	Lunch			
	Dinner			
	Bedtime			
Thu __/__/__	Breakfast			
	Lunch			
	Dinner			
	Bedtime			
Fri __/__/__	Breakfast			
	Lunch			
	Dinner			
	Bedtime			
Sat __/__/__	Breakfast			
	Lunch			
	Dinner			
	Bedtime			
Sun __/__/__	Breakfast			
	Lunch			
	Dinner			
	Bedtime			

Week Starting: _____   Feeling: ☺☺☺☺☺

Weight: _____

		Before	After	Notes
Mon __/__/__	Breakfast			
	Lunch			
	Dinner			
	Bedtime			
Tue __/__/__	Breakfast			
	Lunch			
	Dinner			
	Bedtime			
Wed __/__/__	Breakfast			
	Lunch			
	Dinner			
	Bedtime			
Thu __/__/__	Breakfast			
	Lunch			
	Dinner			
	Bedtime			
Fri __/__/__	Breakfast			
	Lunch			
	Dinner			
	Bedtime			
Sat __/__/__	Breakfast			
	Lunch			
	Dinner			
	Bedtime			
Sun __/__/__	Breakfast			
	Lunch			
	Dinner			
	Bedtime			

Week Starting: _____   Feeling: ☺ ☺ ☺ ☺ ☺

Weight: _____

		Before	After	Notes
Mon __/__/__	Breakfast Lunch Dinner Bedtime			
Tue __/__/__	Breakfast Lunch Dinner Bedtime			
Wed __/__/__	Breakfast Lunch Dinner Bedtime			
Thu __/__/__	Breakfast Lunch Dinner Bedtime			
Fri __/__/__	Breakfast Lunch Dinner Bedtime			
Sat __/__/__	Breakfast Lunch Dinner Bedtime			
Sun __/__/__	Breakfast Lunch Dinner Bedtime			

Week Starting: _____   Feeling: ☺ ☺ ☺ ☺ ☺

Weight: _____

		Before	After	Notes
Mon __/__/__	Breakfast			
	Lunch			
	Dinner			
	Bedtime			
Tue __/__/__	Breakfast			
	Lunch			
	Dinner			
	Bedtime			
Wed __/__/__	Breakfast			
	Lunch			
	Dinner			
	Bedtime			
Thu __/__/__	Breakfast			
	Lunch			
	Dinner			
	Bedtime			
Fri __/__/__	Breakfast			
	Lunch			
	Dinner			
	Bedtime			
Sat __/__/__	Breakfast			
	Lunch			
	Dinner			
	Bedtime			
Sun __/__/__	Breakfast			
	Lunch			
	Dinner			
	Bedtime			

Week Starting: _____   Feeling: ☺ ☺ ☺ ☺ ☺

Weight: _____

		Before	After	Notes
Mon ___/___/___	Breakfast			
	Lunch			
	Dinner			
	Bedtime			
Tue ___/___/___	Breakfast			
	Lunch			
	Dinner			
	Bedtime			
Wed ___/___/___	Breakfast			
	Lunch			
	Dinner			
	Bedtime			
Thu ___/___/___	Breakfast			
	Lunch			
	Dinner			
	Bedtime			
Fri ___/___/___	Breakfast			
	Lunch			
	Dinner			
	Bedtime			
Sat ___/___/___	Breakfast			
	Lunch			
	Dinner			
	Bedtime			
Sun ___/___/___	Breakfast			
	Lunch			
	Dinner			
	Bedtime			

Week Starting: _____   Feeling: ☺ ☺ ☺ ☺ ☺

Weight: _____

		Before	After	Notes
Mon __/__/__	Breakfast			
	Lunch			
	Dinner			
	Bedtime			
Tue __/__/__	Breakfast			
	Lunch			
	Dinner			
	Bedtime			
Wed __/__/__	Breakfast			
	Lunch			
	Dinner			
	Bedtime			
Thu __/__/__	Breakfast			
	Lunch			
	Dinner			
	Bedtime			
Fri __/__/__	Breakfast			
	Lunch			
	Dinner			
	Bedtime			
Sat __/__/__	Breakfast			
	Lunch			
	Dinner			
	Bedtime			
Sun __/__/__	Breakfast			
	Lunch			
	Dinner			
	Bedtime			

Week Starting: _____   Feeling: ☺ ☺ ☺ ☺ ☺

Weight: _____

		Before	After	Notes
Mon __/__/__	Breakfast Lunch Dinner Bedtime			
Tue __/__/__	Breakfast Lunch Dinner Bedtime			
Wed __/__/__	Breakfast Lunch Dinner Bedtime			
Thu __/__/__	Breakfast Lunch Dinner Bedtime			
Fri __/__/__	Breakfast Lunch Dinner Bedtime			
Sat __/__/__	Breakfast Lunch Dinner Bedtime			
Sun __/__/__	Breakfast Lunch Dinner Bedtime			

Week Starting: _____   Feeling: ☺ ☺ ☺ ☺ ☺

Weight: _____

		Before	After	Notes
Mon __/__/__	Breakfast			
	Lunch			
	Dinner			
	Bedtime			
Tue __/__/__	Breakfast			
	Lunch			
	Dinner			
	Bedtime			
Wed __/__/__	Breakfast			
	Lunch			
	Dinner			
	Bedtime			
Thu __/__/__	Breakfast			
	Lunch			
	Dinner			
	Bedtime			
Fri __/__/__	Breakfast			
	Lunch			
	Dinner			
	Bedtime			
Sat __/__/__	Breakfast			
	Lunch			
	Dinner			
	Bedtime			
Sun __/__/__	Breakfast			
	Lunch			
	Dinner			
	Bedtime			

Week Starting: _____   Feeling: ☺ ☺ ☺ ☺ ☺

Weight: _____

		Before	After	Notes
Mon __/__/__	Breakfast			
	Lunch			
	Dinner			
	Bedtime			
Tue __/__/__	Breakfast			
	Lunch			
	Dinner			
	Bedtime			
Wed __/__/__	Breakfast			
	Lunch			
	Dinner			
	Bedtime			
Thu __/__/__	Breakfast			
	Lunch			
	Dinner			
	Bedtime			
Fri __/__/__	Breakfast			
	Lunch			
	Dinner			
	Bedtime			
Sat __/__/__	Breakfast			
	Lunch			
	Dinner			
	Bedtime			
Sun __/__/__	Breakfast			
	Lunch			
	Dinner			
	Bedtime			

Week Starting: _____   Feeling: ☺ ☺ ☺ ☺ ☺

Weight: _____

		Before	After	Notes
Mon __/__/__	Breakfast			
	Lunch			
	Dinner			
	Bedtime			
Tue __/__/__	Breakfast			
	Lunch			
	Dinner			
	Bedtime			
Wed __/__/__	Breakfast			
	Lunch			
	Dinner			
	Bedtime			
Thu __/__/__	Breakfast			
	Lunch			
	Dinner			
	Bedtime			
Fri __/__/__	Breakfast			
	Lunch			
	Dinner			
	Bedtime			
Sat __/__/__	Breakfast			
	Lunch			
	Dinner			
	Bedtime			
Sun __/__/__	Breakfast			
	Lunch			
	Dinner			
	Bedtime			

Week Starting: _____   Feeling: ☺ ☺ ☺ ☺ ☺

Weight: _____

		Before	After	Notes
Mon __/__/__	Breakfast Lunch Dinner Bedtime			
Tue __/__/__	Breakfast Lunch Dinner Bedtime			
Wed __/__/__	Breakfast Lunch Dinner Bedtime			
Thu __/__/__	Breakfast Lunch Dinner Bedtime			
Fri __/__/__	Breakfast Lunch Dinner Bedtime			
Sat __/__/__	Breakfast Lunch Dinner Bedtime			
Sun __/__/__	Breakfast Lunch Dinner Bedtime			

Week Starting: _____   Feeling: ☺ ☺ ☺ ☺ ☺

Weight: _____

		Before	After	Notes
Mon __/__/__	Breakfast			
	Lunch			
	Dinner			
	Bedtime			
Tue __/__/__	Breakfast			
	Lunch			
	Dinner			
	Bedtime			
Wed __/__/__	Breakfast			
	Lunch			
	Dinner			
	Bedtime			
Thu __/__/__	Breakfast			
	Lunch			
	Dinner			
	Bedtime			
Fri __/__/__	Breakfast			
	Lunch			
	Dinner			
	Bedtime			
Sat __/__/__	Breakfast			
	Lunch			
	Dinner			
	Bedtime			
Sun __/__/__	Breakfast			
	Lunch			
	Dinner			
	Bedtime			

Week Starting: _____   Feeling: ☺ ☺ ☺ ☺ ☺

Weight: _____

		Before	After	Notes
Mon __/__/__	Breakfast			
	Lunch			
	Dinner			
	Bedtime			
Tue __/__/__	Breakfast			
	Lunch			
	Dinner			
	Bedtime			
Wed __/__/__	Breakfast			
	Lunch			
	Dinner			
	Bedtime			
Thu __/__/__	Breakfast			
	Lunch			
	Dinner			
	Bedtime			
Fri __/__/__	Breakfast			
	Lunch			
	Dinner			
	Bedtime			
Sat __/__/__	Breakfast			
	Lunch			
	Dinner			
	Bedtime			
Sun __/__/__	Breakfast			
	Lunch			
	Dinner			
	Bedtime			

Week Starting: _____   Feeling: ☺ ☺ ☺ ☺ ☺

Weight: _____

		Before	After	Notes
Mon __/__/__	Breakfast			
	Lunch			
	Dinner			
	Bedtime			
Tue __/__/__	Breakfast			
	Lunch			
	Dinner			
	Bedtime			
Wed __/__/__	Breakfast			
	Lunch			
	Dinner			
	Bedtime			
Thu __/__/__	Breakfast			
	Lunch			
	Dinner			
	Bedtime			
Fri __/__/__	Breakfast			
	Lunch			
	Dinner			
	Bedtime			
Sat __/__/__	Breakfast			
	Lunch			
	Dinner			
	Bedtime			
Sun __/__/__	Breakfast			
	Lunch			
	Dinner			
	Bedtime			

Week Starting: _____   Feeling: ☺ ☺ ☺ ☺ ☺

Weight: _____

		Before	After	Notes
Mon __/__/__	Breakfast Lunch Dinner Bedtime			
Tue __/__/__	Breakfast Lunch Dinner Bedtime			
Wed __/__/__	Breakfast Lunch Dinner Bedtime			
Thu __/__/__	Breakfast Lunch Dinner Bedtime			
Fri __/__/__	Breakfast Lunch Dinner Bedtime			
Sat __/__/__	Breakfast Lunch Dinner Bedtime			
Sun __/__/__	Breakfast Lunch Dinner Bedtime			

Week Starting: _____   Feeling: ☺ ☺ ☺ ☺ ☺

Weight: _____

		Before	After	Notes
Mon __/__/__	Breakfast Lunch Dinner Bedtime			
Tue __/__/__	Breakfast Lunch Dinner Bedtime			
Wed __/__/__	Breakfast Lunch Dinner Bedtime			
Thu __/__/__	Breakfast Lunch Dinner Bedtime			
Fri __/__/__	Breakfast Lunch Dinner Bedtime			
Sat __/__/__	Breakfast Lunch Dinner Bedtime			
Sun __/__/__	Breakfast Lunch Dinner Bedtime			

Week Starting: _____   Feeling: ☺ ☺ ☺ ☺ ☺

Weight: _____

		Before	After	Notes
Mon __/__/__	Breakfast			
	Lunch			
	Dinner			
	Bedtime			
Tue __/__/__	Breakfast			
	Lunch			
	Dinner			
	Bedtime			
Wed __/__/__	Breakfast			
	Lunch			
	Dinner			
	Bedtime			
Thu __/__/__	Breakfast			
	Lunch			
	Dinner			
	Bedtime			
Fri __/__/__	Breakfast			
	Lunch			
	Dinner			
	Bedtime			
Sat __/__/__	Breakfast			
	Lunch			
	Dinner			
	Bedtime			
Sun __/__/__	Breakfast			
	Lunch			
	Dinner			
	Bedtime			

Week Starting: _____   Feeling: ☺ ☺ ☺ ☺ ☺

Weight: _____

		Before	After	Notes
Mon __/__/__	Breakfast Lunch Dinner Bedtime			
Tue __/__/__	Breakfast Lunch Dinner Bedtime			
Wed __/__/__	Breakfast Lunch Dinner Bedtime			
Thu __/__/__	Breakfast Lunch Dinner Bedtime			
Fri __/__/__	Breakfast Lunch Dinner Bedtime			
Sat __/__/__	Breakfast Lunch Dinner Bedtime			
Sun __/__/__	Breakfast Lunch Dinner Bedtime			

Week Starting: _____ Feeling: ☺ ☺ ☺ ☺ ☺

Weight: _____

		Before	After	Notes
Mon __/__/__	Breakfast			
	Lunch			
	Dinner			
	Bedtime			
Tue __/__/__	Breakfast			
	Lunch			
	Dinner			
	Bedtime			
Wed __/__/__	Breakfast			
	Lunch			
	Dinner			
	Bedtime			
Thu __/__/__	Breakfast			
	Lunch			
	Dinner			
	Bedtime			
Fri __/__/__	Breakfast			
	Lunch			
	Dinner			
	Bedtime			
Sat __/__/__	Breakfast			
	Lunch			
	Dinner			
	Bedtime			
Sun __/__/__	Breakfast			
	Lunch			
	Dinner			
	Bedtime			

Week Starting: _____   Feeling: ☺ ☺ ☺ ☺ ☺

Weight: _____

		Before	After	Notes
Mon __/__/__	Breakfast Lunch Dinner Bedtime			
Tue __/__/__	Breakfast Lunch Dinner Bedtime			
Wed __/__/__	Breakfast Lunch Dinner Bedtime			
Thu __/__/__	Breakfast Lunch Dinner Bedtime			
Fri __/__/__	Breakfast Lunch Dinner Bedtime			
Sat __/__/__	Breakfast Lunch Dinner Bedtime			
Sun __/__/__	Breakfast Lunch Dinner Bedtime			

Week Starting: _____   Feeling: ☺☺☺☺☺

Weight: _____

		Before	After	Notes
Mon __/__/__	Breakfast Lunch Dinner Bedtime			
Tue __/__/__	Breakfast Lunch Dinner Bedtime			
Wed __/__/__	Breakfast Lunch Dinner Bedtime			
Thu __/__/__	Breakfast Lunch Dinner Bedtime			
Fri __/__/__	Breakfast Lunch Dinner Bedtime			
Sat __/__/__	Breakfast Lunch Dinner Bedtime			
Sun __/__/__	Breakfast Lunch Dinner Bedtime			

Week Starting: _____   Feeling: ☺ ☺ ☺ ☺ ☺

Weight: _____

		Before	After	Notes
Mon __/__/__	Breakfast			
	Lunch			
	Dinner			
	Bedtime			
Tue __/__/__	Breakfast			
	Lunch			
	Dinner			
	Bedtime			
Wed __/__/__	Breakfast			
	Lunch			
	Dinner			
	Bedtime			
Thu __/__/__	Breakfast			
	Lunch			
	Dinner			
	Bedtime			
Fri __/__/__	Breakfast			
	Lunch			
	Dinner			
	Bedtime			
Sat __/__/__	Breakfast			
	Lunch			
	Dinner			
	Bedtime			
Sun __/__/__	Breakfast			
	Lunch			
	Dinner			
	Bedtime			

Week Starting: _____   Feeling: ☺ ☺ ☺ ☺ ☺

Weight: _____

		Before	After	Notes
Mon __/__/__	Breakfast			
	Lunch			
	Dinner			
	Bedtime			
Tue __/__/__	Breakfast			
	Lunch			
	Dinner			
	Bedtime			
Wed __/__/__	Breakfast			
	Lunch			
	Dinner			
	Bedtime			
Thu __/__/__	Breakfast			
	Lunch			
	Dinner			
	Bedtime			
Fri __/__/__	Breakfast			
	Lunch			
	Dinner			
	Bedtime			
Sat __/__/__	Breakfast			
	Lunch			
	Dinner			
	Bedtime			
Sun __/__/__	Breakfast			
	Lunch			
	Dinner			
	Bedtime			

Week Starting: _____   Feeling: ☺ ☺ ☺ ☺ ☺

Weight: _____

		Before	After	Notes
Mon __/__/__	Breakfast			
	Lunch			
	Dinner			
	Bedtime			
Tue __/__/__	Breakfast			
	Lunch			
	Dinner			
	Bedtime			
Wed __/__/__	Breakfast			
	Lunch			
	Dinner			
	Bedtime			
Thu __/__/__	Breakfast			
	Lunch			
	Dinner			
	Bedtime			
Fri __/__/__	Breakfast			
	Lunch			
	Dinner			
	Bedtime			
Sat __/__/__	Breakfast			
	Lunch			
	Dinner			
	Bedtime			
Sun __/__/__	Breakfast			
	Lunch			
	Dinner			
	Bedtime			

Week Starting: _____   Feeling: ☺ ☺ ☺ ☺ ☺

Weight: _____

		Before	After	Notes
Mon __/__/__	Breakfast			
	Lunch			
	Dinner			
	Bedtime			
Tue __/__/__	Breakfast			
	Lunch			
	Dinner			
	Bedtime			
Wed __/__/__	Breakfast			
	Lunch			
	Dinner			
	Bedtime			
Thu __/__/__	Breakfast			
	Lunch			
	Dinner			
	Bedtime			
Fri __/__/__	Breakfast			
	Lunch			
	Dinner			
	Bedtime			
Sat __/__/__	Breakfast			
	Lunch			
	Dinner			
	Bedtime			
Sun __/__/__	Breakfast			
	Lunch			
	Dinner			
	Bedtime			

Week Starting: _____   Feeling: ☺ ☺ ☺ ☺ ☺

Weight: _____

		Before	After	Notes
Mon __/__/__	Breakfast Lunch Dinner Bedtime			
Tue __/__/__	Breakfast Lunch Dinner Bedtime			
Wed __/__/__	Breakfast Lunch Dinner Bedtime			
Thu __/__/__	Breakfast Lunch Dinner Bedtime			
Fri __/__/__	Breakfast Lunch Dinner Bedtime			
Sat __/__/__	Breakfast Lunch Dinner Bedtime			
Sun __/__/__	Breakfast Lunch Dinner Bedtime			

Week Starting: _____   Feeling: ☺☺☺☺☺

Weight: _____

		Before	After	Notes
Mon __/__/__	Breakfast			
	Lunch			
	Dinner			
	Bedtime			
Tue __/__/__	Breakfast			
	Lunch			
	Dinner			
	Bedtime			
Wed __/__/__	Breakfast			
	Lunch			
	Dinner			
	Bedtime			
Thu __/__/__	Breakfast			
	Lunch			
	Dinner			
	Bedtime			
Fri __/__/__	Breakfast			
	Lunch			
	Dinner			
	Bedtime			
Sat __/__/__	Breakfast			
	Lunch			
	Dinner			
	Bedtime			
Sun __/__/__	Breakfast			
	Lunch			
	Dinner			
	Bedtime			

Week Starting: _____   Feeling: ☺ ☺ ☺ ☺ ☺

Weight: _____

		Before	After	Notes
Mon __/__/__	Breakfast Lunch Dinner Bedtime			
Tue __/__/__	Breakfast Lunch Dinner Bedtime			
Wed __/__/__	Breakfast Lunch Dinner Bedtime			
Thu __/__/__	Breakfast Lunch Dinner Bedtime			
Fri __/__/__	Breakfast Lunch Dinner Bedtime			
Sat __/__/__	Breakfast Lunch Dinner Bedtime			
Sun __/__/__	Breakfast Lunch Dinner Bedtime			

Week Starting: _____   Feeling: ☺ ☺ ☺ ☺ ☺

Weight: _____

		Before	After	Notes
Mon __/__/__	Breakfast			
	Lunch			
	Dinner			
	Bedtime			
Tue __/__/__	Breakfast			
	Lunch			
	Dinner			
	Bedtime			
Wed __/__/__	Breakfast			
	Lunch			
	Dinner			
	Bedtime			
Thu __/__/__	Breakfast			
	Lunch			
	Dinner			
	Bedtime			
Fri __/__/__	Breakfast			
	Lunch			
	Dinner			
	Bedtime			
Sat __/__/__	Breakfast			
	Lunch			
	Dinner			
	Bedtime			
Sun __/__/__	Breakfast			
	Lunch			
	Dinner			
	Bedtime			

Week Starting: _____ Feeling: ☺ ☺ ☺ ☺ ☺

Weight: _____

		Before	After	Notes
Mon __/__/__	Breakfast			
	Lunch			
	Dinner			
	Bedtime			
Tue __/__/__	Breakfast			
	Lunch			
	Dinner			
	Bedtime			
Wed __/__/__	Breakfast			
	Lunch			
	Dinner			
	Bedtime			
Thu __/__/__	Breakfast			
	Lunch			
	Dinner			
	Bedtime			
Fri __/__/__	Breakfast			
	Lunch			
	Dinner			
	Bedtime			
Sat __/__/__	Breakfast			
	Lunch			
	Dinner			
	Bedtime			
Sun __/__/__	Breakfast			
	Lunch			
	Dinner			
	Bedtime			

Week Starting: _____   Feeling: ☺ ☺ ☺ ☺ ☺

Weight: _____

		Before	After	Notes
Mon __/__/__	Breakfast Lunch Dinner Bedtime			
Tue __/__/__	Breakfast Lunch Dinner Bedtime			
Wed __/__/__	Breakfast Lunch Dinner Bedtime			
Thu __/__/__	Breakfast Lunch Dinner Bedtime			
Fri __/__/__	Breakfast Lunch Dinner Bedtime			
Sat __/__/__	Breakfast Lunch Dinner Bedtime			
Sun __/__/__	Breakfast Lunch Dinner Bedtime			

Week Starting: _____   Feeling: ☺ ☺ ☺ ☺ ☺

Weight: _____

		Before	After	Notes
Mon __/__/__	Breakfast Lunch Dinner Bedtime			
Tue __/__/__	Breakfast Lunch Dinner Bedtime			
Wed __/__/__	Breakfast Lunch Dinner Bedtime			
Thu __/__/__	Breakfast Lunch Dinner Bedtime			
Fri __/__/__	Breakfast Lunch Dinner Bedtime			
Sat __/__/__	Breakfast Lunch Dinner Bedtime			
Sun __/__/__	Breakfast Lunch Dinner Bedtime			

Week Starting: _____   Feeling: ☺ ☺ ☺ ☺ ☺

Weight: _____

		Before	After	Notes
Mon __/__/__	Breakfast			
	Lunch			
	Dinner			
	Bedtime			
Tue __/__/__	Breakfast			
	Lunch			
	Dinner			
	Bedtime			
Wed __/__/__	Breakfast			
	Lunch			
	Dinner			
	Bedtime			
Thu __/__/__	Breakfast			
	Lunch			
	Dinner			
	Bedtime			
Fri __/__/__	Breakfast			
	Lunch			
	Dinner			
	Bedtime			
Sat __/__/__	Breakfast			
	Lunch			
	Dinner			
	Bedtime			
Sun __/__/__	Breakfast			
	Lunch			
	Dinner			
	Bedtime			

Week Starting: _____   Feeling: ☺ ☺ ☺ ☺ ☺

Weight: _____

		Before	After	Notes
Mon __/__/__	Breakfast Lunch Dinner Bedtime			
Tue __/__/__	Breakfast Lunch Dinner Bedtime			
Wed __/__/__	Breakfast Lunch Dinner Bedtime			
Thu __/__/__	Breakfast Lunch Dinner Bedtime			
Fri __/__/__	Breakfast Lunch Dinner Bedtime			
Sat __/__/__	Breakfast Lunch Dinner Bedtime			
Sun __/__/__	Breakfast Lunch Dinner Bedtime			

Week Starting: _____   Feeling: ☺☺☺☺☺

Weight: _____

		Before	After	Notes
Mon __/__/__	Breakfast Lunch Dinner Bedtime			
Tue __/__/__	Breakfast Lunch Dinner Bedtime			
Wed __/__/__	Breakfast Lunch Dinner Bedtime			
Thu __/__/__	Breakfast Lunch Dinner Bedtime			
Fri __/__/__	Breakfast Lunch Dinner Bedtime			
Sat __/__/__	Breakfast Lunch Dinner Bedtime			
Sun __/__/__	Breakfast Lunch Dinner Bedtime			

Week Starting: _____   Feeling: ☺ ☺ ☺ ☺ ☺

Weight: _____

		Before	After	Notes
Mon __/__/__	Breakfast			
	Lunch			
	Dinner			
	Bedtime			
Tue __/__/__	Breakfast			
	Lunch			
	Dinner			
	Bedtime			
Wed __/__/__	Breakfast			
	Lunch			
	Dinner			
	Bedtime			
Thu __/__/__	Breakfast			
	Lunch			
	Dinner			
	Bedtime			
Fri __/__/__	Breakfast			
	Lunch			
	Dinner			
	Bedtime			
Sat __/__/__	Breakfast			
	Lunch			
	Dinner			
	Bedtime			
Sun __/__/__	Breakfast			
	Lunch			
	Dinner			
	Bedtime			

Week Starting: _____   Feeling: ☺ ☺ ☺ ☺ ☺

Weight: _____

		Before	After	Notes
Mon __/__/__	Breakfast			
	Lunch			
	Dinner			
	Bedtime			
Tue __/__/__	Breakfast			
	Lunch			
	Dinner			
	Bedtime			
Wed __/__/__	Breakfast			
	Lunch			
	Dinner			
	Bedtime			
Thu __/__/__	Breakfast			
	Lunch			
	Dinner			
	Bedtime			
Fri __/__/__	Breakfast			
	Lunch			
	Dinner			
	Bedtime			
Sat __/__/__	Breakfast			
	Lunch			
	Dinner			
	Bedtime			
Sun __/__/__	Breakfast			
	Lunch			
	Dinner			
	Bedtime			

Week Starting: _____   Feeling: ☺ ☺ ☺ ☺ ☺

Weight: _____

		Before	After	Notes
Mon __/__/__	Breakfast			
	Lunch			
	Dinner			
	Bedtime			
Tue __/__/__	Breakfast			
	Lunch			
	Dinner			
	Bedtime			
Wed __/__/__	Breakfast			
	Lunch			
	Dinner			
	Bedtime			
Thu __/__/__	Breakfast			
	Lunch			
	Dinner			
	Bedtime			
Fri __/__/__	Breakfast			
	Lunch			
	Dinner			
	Bedtime			
Sat __/__/__	Breakfast			
	Lunch			
	Dinner			
	Bedtime			
Sun __/__/__	Breakfast			
	Lunch			
	Dinner			
	Bedtime			

Week Starting: _____   Feeling: ☺ ☺ ☺ ☺ ☺

Weight: _____

		Before	After	Notes
Mon __/__/__	Breakfast Lunch Dinner Bedtime			
Tue __/__/__	Breakfast Lunch Dinner Bedtime			
Wed __/__/__	Breakfast Lunch Dinner Bedtime			
Thu __/__/__	Breakfast Lunch Dinner Bedtime			
Fri __/__/__	Breakfast Lunch Dinner Bedtime			
Sat __/__/__	Breakfast Lunch Dinner Bedtime			
Sun __/__/__	Breakfast Lunch Dinner Bedtime			

Week Starting: _____   Feeling: ☺ ☺ ☺ ☺ ☺

Weight: _____

		Before	After	Notes
Mon __/__/__	Breakfast Lunch Dinner Bedtime			
Tue __/__/__	Breakfast Lunch Dinner Bedtime			
Wed __/__/__	Breakfast Lunch Dinner Bedtime			
Thu __/__/__	Breakfast Lunch Dinner Bedtime			
Fri __/__/__	Breakfast Lunch Dinner Bedtime			
Sat __/__/__	Breakfast Lunch Dinner Bedtime			
Sun __/__/__	Breakfast Lunch Dinner Bedtime			

Week Starting: _____   Feeling: ☺ ☺ ☺ ☺ ☺

Weight: _____

		Before	After	Notes
Mon __/__/__	Breakfast Lunch Dinner Bedtime			
Tue __/__/__	Breakfast Lunch Dinner Bedtime			
Wed __/__/__	Breakfast Lunch Dinner Bedtime			
Thu __/__/__	Breakfast Lunch Dinner Bedtime			
Fri __/__/__	Breakfast Lunch Dinner Bedtime			
Sat __/__/__	Breakfast Lunch Dinner Bedtime			
Sun __/__/__	Breakfast Lunch Dinner Bedtime			

Week Starting: _____   Feeling: ☺ ☺ ☺ ☺ ☺

Weight: _____

		Before	After	Notes
Mon __/__/__	Breakfast			
	Lunch			
	Dinner			
	Bedtime			
Tue __/__/__	Breakfast			
	Lunch			
	Dinner			
	Bedtime			
Wed __/__/__	Breakfast			
	Lunch			
	Dinner			
	Bedtime			
Thu __/__/__	Breakfast			
	Lunch			
	Dinner			
	Bedtime			
Fri __/__/__	Breakfast			
	Lunch			
	Dinner			
	Bedtime			
Sat __/__/__	Breakfast			
	Lunch			
	Dinner			
	Bedtime			
Sun __/__/__	Breakfast			
	Lunch			
	Dinner			
	Bedtime			

Week Starting: _____   Feeling: ☺ ☺ ☺ ☺ ☺

Weight: _____

		Before	After	Notes
Mon __/__/__	Breakfast			
	Lunch			
	Dinner			
	Bedtime			
Tue __/__/__	Breakfast			
	Lunch			
	Dinner			
	Bedtime			
Wed __/__/__	Breakfast			
	Lunch			
	Dinner			
	Bedtime			
Thu __/__/__	Breakfast			
	Lunch			
	Dinner			
	Bedtime			
Fri __/__/__	Breakfast			
	Lunch			
	Dinner			
	Bedtime			
Sat __/__/__	Breakfast			
	Lunch			
	Dinner			
	Bedtime			
Sun __/__/__	Breakfast			
	Lunch			
	Dinner			
	Bedtime			

Week Starting: _____   Feeling: ☺ ☺ ☺ ☺ ☺

Weight: _____

		Before	After	Notes
Mon __/__/__	Breakfast Lunch Dinner Bedtime			
Tue __/__/__	Breakfast Lunch Dinner Bedtime			
Wed __/__/__	Breakfast Lunch Dinner Bedtime			
Thu __/__/__	Breakfast Lunch Dinner Bedtime			
Fri __/__/__	Breakfast Lunch Dinner Bedtime			
Sat __/__/__	Breakfast Lunch Dinner Bedtime			
Sun __/__/__	Breakfast Lunch Dinner Bedtime			

Week Starting: _____   Feeling: ☺ ☺ ☺ ☺ ☺

Weight: _____

		Before	After	Notes
Mon __/__/__	Breakfast			
	Lunch			
	Dinner			
	Bedtime			
Tue __/__/__	Breakfast			
	Lunch			
	Dinner			
	Bedtime			
Wed __/__/__	Breakfast			
	Lunch			
	Dinner			
	Bedtime			
Thu __/__/__	Breakfast			
	Lunch			
	Dinner			
	Bedtime			
Fri __/__/__	Breakfast			
	Lunch			
	Dinner			
	Bedtime			
Sat __/__/__	Breakfast			
	Lunch			
	Dinner			
	Bedtime			
Sun __/__/__	Breakfast			
	Lunch			
	Dinner			
	Bedtime			

Week Starting: _____   Feeling: ☺ ☺ ☺ ☺ ☺

Weight: _____

		Before	After	Notes
Mon __/__/__	Breakfast			
	Lunch			
	Dinner			
	Bedtime			
Tue __/__/__	Breakfast			
	Lunch			
	Dinner			
	Bedtime			
Wed __/__/__	Breakfast			
	Lunch			
	Dinner			
	Bedtime			
Thu __/__/__	Breakfast			
	Lunch			
	Dinner			
	Bedtime			
Fri __/__/__	Breakfast			
	Lunch			
	Dinner			
	Bedtime			
Sat __/__/__	Breakfast			
	Lunch			
	Dinner			
	Bedtime			
Sun __/__/__	Breakfast			
	Lunch			
	Dinner			
	Bedtime			

Week Starting: _____   Feeling: ☺ ☺ ☺ ☺ ☺

Weight: _____

		Before	After	Notes
Mon __/__/__	Breakfast			
	Lunch			
	Dinner			
	Bedtime			
Tue __/__/__	Breakfast			
	Lunch			
	Dinner			
	Bedtime			
Wed __/__/__	Breakfast			
	Lunch			
	Dinner			
	Bedtime			
Thu __/__/__	Breakfast			
	Lunch			
	Dinner			
	Bedtime			
Fri __/__/__	Breakfast			
	Lunch			
	Dinner			
	Bedtime			
Sat __/__/__	Breakfast			
	Lunch			
	Dinner			
	Bedtime			
Sun __/__/__	Breakfast			
	Lunch			
	Dinner			
	Bedtime			

Week Starting: _____   Feeling: ☺ ☺ ☺ ☺ ☺

Weight: _____

		Before	After	Notes
Mon __/__/__	Breakfast			
	Lunch			
	Dinner			
	Bedtime			
Tue __/__/__	Breakfast			
	Lunch			
	Dinner			
	Bedtime			
Wed __/__/__	Breakfast			
	Lunch			
	Dinner			
	Bedtime			
Thu __/__/__	Breakfast			
	Lunch			
	Dinner			
	Bedtime			
Fri __/__/__	Breakfast			
	Lunch			
	Dinner			
	Bedtime			
Sat __/__/__	Breakfast			
	Lunch			
	Dinner			
	Bedtime			
Sun __/__/__	Breakfast			
	Lunch			
	Dinner			
	Bedtime			

Additional Notes

Additional Notes

Additional Notes

Additional Notes

Additional Notes

Made in the USA
Coppell, TX
25 August 2022

82049926R00066